MINISTÈRE DU COMMERCE, DE L'INDUSTRIE
ET DES COLONIES.

EXPOSITION UNIVERSELLE INTERNATIONALE DE 1889.

DIRECTION GÉNÉRALE DE L'EXPLOITATION.

CONGRÈS INTERNATIONAL DENTAIRE,

TENU À PARIS DU 2 AU 7 SEPTEMBRE 1889.

PROCÈS-VERBAUX SOMMAIRES

PAR M. POURCHET,
MÉDECIN DE LA FACULTÉ DE PARIS,
PROFESSEUR À L'ÉCOLE DENTAIRE DE FRANCE,
SECRÉTAIRE GÉNÉRAL DU CONGRÈS.

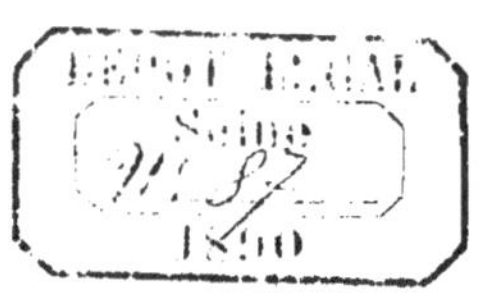

PARIS.
IMPRIMERIE NATIONALE.

M DCCC LXXXIX.

COMITÉ D'ORGANISATION[1].

BUREAU.

PRÉSIDENT.

M. David, docteur en médecine, dentiste des hôpitaux de Paris.

VICE-PRÉSIDENTS.

MM. Gaillard, docteur de la Faculté de médecine de Paris, directeur de l'École dentaire de France.

Saussine, médecin de la Faculté de Paris, professeur à l'École dentaire de France.

SECRÉTAIRE GÉNÉRAL.

M. Pourchet, médecin de la Faculté de Paris, professeur à l'École dentaire de France.

SECRÉTAIRES.

MM. Blocman, médecin de la Faculté de Paris, professeur à l'École dentaire de Paris.

Damain, directeur adjoint de l'École dentaire de France.

Godon, sous-directeur de l'École dentaire de Paris et secrétaire général de l'Association des dentistes de France.

TRÉSORIER.

M. Kühn, médecin de la Faculté de Paris, docteur de la Faculté de Bruxelles.

MEMBRES DU COMITÉ.

MM.

Chauvin, vice-président de la Société d'odontologie de Paris, professeur suppléant à l'École dentaire de Paris.

Crignier, ex-sous-directeur de l'École dentaire de France, bibliothécaire-archiviste de l'École dentaire.

Dubois, président de la Société d'odontologie de Paris, professeur suppléant à l'École dentaire de Paris.

Dubrac, ex-secrétaire général de la Société odontologique de France.

Ducournau, professeur à l'École dentaire de France.

Marchandé, docteur en médecine de la Faculté de Paris, président de la Société odontologique de France.

Papot, vice-président de la Société d'odontologie de Paris, chef de clinique à l'École dentaire de Paris.

Poinsot, président de l'Association générale des dentistes de France, professeur à l'École dentaire de Paris.

Ronnet, professeur suppléant à l'École dentaire de Paris.

[1] Le Comité d'organisation a été constitué par arrêtés ministériels en date des 4 décembre 1888 et 22 mars 1889. Il a nommé son bureau dans sa séance du 7 décembre 1888.

CONGRÈS INTERNATIONAL DENTAIRE.

1889.

HISTORIQUE.

Les 27 et 31 juillet 1888, la Société odontologique de France (École dentaire de France) et la Société d'odontologie de Paris (École dentaire de Paris) se réunirent pour étudier les moyens d'arriver à organiser un Congrès dentaire à l'occasion de l'Exposition universelle de 1889. Neuf membres furent nommés de chaque côté pour ce travail préparatoire et demandèrent au Gouvernement de la République de prendre sous son patronage ledit Congrès comme il le faisait pour beaucoup d'autres. La réponse fut favorable et le 4 décembre 1888 le *Journal officiel* publiait la nomination des dix-huit représentants élus par les deux sociétés dentaires comme membres du Comité d'organisation du Congrès dentaire international.

Immédiatement cette commission se réunit et se constitua de la manière suivante :

Président.

M. David (le docteur).

Vice-présidents.

M. Brasseur, M. F. P. (*décédé et remplacé par le docteur* Gaillard).

M. Saussine, M. F. P.

Secrétaire général.

M. Pourchet, M. F. P.

Secrétaires.

MM. Blocman, M. F. P.
Godon.

M. Damain.

Trésorier.

M. Kühn, M. F. P.

Pendant la période d'organisation, des bureaux honoraires furent créés et les noms suivants figuraient au programme au moment de l'ouverture du Congrès :

Grande-Bretagne.

Sir John Tomes, de Londres, *président.*
MM. Stack (le docteur), de Dublin, *vice-président.*
Smith (le docteur), d'Édimbourg, *vice-président.*
Geo Cunningham, de Cambridge, *secrétaire.*

États-Unis.

MM. Taft (le docteur), de Cincinnati, *président.*
Bogue (le docteur), de New-York, *vice-président.*
Harlan (le docteur), de Chicago, *vice-président.*
Ottofy (de Chicago), *secrétaire.*

Russie.

M. Pravedny, de Saint-Pétersbourg, *président.*

Pays de langue allemande.

MM. Arnim Rothmann (le docteur), de Buda-Pesth, *secrétaire.*
Richter (le docteur), de Breslau, *secrétaire.*

Suisse.

MM. Billeter (le docteur), de Zurich. *président.*
Schultés (le docteur), de Bâle, *vice-président.*
Redard (le docteur), de Genève, *secrétaire.*

Italie.

M. César Campani, de Florence, *président.*

Amérique du Sud.

M. Etchepareborda, de Buenos-Ayres, *secrétaire.*

Pays scandinaves.

M. Heidé, de Paris, *secrétaire.*

Espagne.

M. Trallero, de Barcelone, *secrétaire.*

Le Congrès s'est ouvert au palais du Trocadéro, le 2 septembre, sous la présidence d'honneur de M. le Ministre du commerce, de l'industrie et des colonies, qui avait délégué pour le représenter M. le professeur Gariel, de la Faculté de médecine de Paris, rapporteur général des Congrès de 1889.

Plus de quatre cents dentistes français et étrangers avaient répondu à l'appel du Comité d'organisation; de nombreuses Sociétés dentaires, des États même avaient tenu à honneur d'apporter à cette œuvre leur bienveillant concours; les plus éminents représentants de l'art dentaire dans le monde entier s'étaient donné rendez-vous à cette fête intellectuelle dont le succès a dépassé les espérances les plus optimistes.

Toutes les séances ont été remplies par quantité de communications du plus grand intérêt, aussi l'assistance a-t-elle été fort nombreuse à chacune des réunions qui eurent lieu dans les deux écoles dentaires.

SOCIÉTÉS ET NATIONS REPRÉSENTÉES
OU ADHÉRENTES.

Association dentaire de la Grande-Bretagne.

Délégués : MM. Baldwin, Cunningham, Penfold, Van der Paut, Herbert Williams, Caleb Williams.

Sociétés odontologiques de Chicago.

Délégués : MM. Harlan, Excelman, J.-W. Rogers, A.-J. Oakey, J. Ubellar, J.-W. Wassal.

Société dentaire de Brooklyn.

Délégués : MM. Van Noert, William Jarvie jeune.

Société dentaire de Saint-Louis.

Délégué : M. Newby.

Association dentaire du Missouri.

Délégué : M. Newby.

Société odontologique du premier district dentaire de New-York

Délégué : M. Wardwel.

Société dentaire du Michigan.

Délégué : M. Vaughton.

État de Nebraska (États-Unis).

Délégués : MM. King, A.-E. Billings.

Société des dentistes de Saint-Pétersbourg.

Délégués : MM. Ramm, Vongl Sviderskv, Cibulsky, de Totven, Linbeck, Mlles Hamolecka et Antocolsky.

Société odontologique de Belgique.

Délégués : MM. Delapierre, Droesbeke, G. Fay, Minne, de Paepe, Pourveur.

Gouvernement belge.

Délégué officiel : M. Delapierre.

Société odontologique suisse.

Délégué : M. Redard (le docteur), également délégué par le Gouvernement suisse.

République Argentine.

M. Etcheparedorda, délégué du Gouvernement et de la Faculté de médecine de Buenos-Ayres.

Sociétés scandinaves.

Délégué de la Norvège : M. Heidé.
Délégué de la Suède : M. Victor Bensow.
Délégué du Danemark : M. Haderop.

Vereins deutscher Zahnkünstler.

Délégué : M. H. Claass.

République de Salvador.

Délégué : M. P. Calais.

Société odontologique de la Havane.

Délégué : M. Oscar Amoëdo.

Société odontologique centrale hongroise.

Délégué : M. Iszlaï (le docteur), président de la Société.

BUREAU DU CONGRÈS

PRÉSENTÉ PAR LE COMITÉ D'ORGANISATION

ET RATIFIÉ PAR LE CONGRÈS.

Président honoraire.

M. E. Lecaudey, M. F. P., président honoraire de l'Association générale des dentistes de France, directeur de l'École dentaire de Paris.

Président du Congrès.

M. Gaillard (le docteur), dentiste des hôpitaux, directeur de l'École dentaire de France.

Vice-présidents.

MM. Saussine, médecin de la Faculté de Paris, professeur à l'École dentaire de France.

Poinsot, président de l'Association générale des dentistes français, professeur à l'École dentaire de Paris.

Guénard (le docteur) [de Bordeaux], président de la Société des dentistes du Sud-Ouest.

Martin (Claude), médecin dentiste à Lyon.

Secrétaire général.

M. Pourchet, médecin de la Faculté de Paris, professeur à l'École dentaire de France.

Secrétaires.

MM. Blocman, médecin de la Faculté de Paris, professeur à l'École dentaire de Paris.

Godon, secrétaire général de l'Association des dentistes français, sous-directeur de l'École dentaire de Paris.

Trésorier.

M. Kühn, médecin de la Faculté de Paris, docteur de la Faculté de Bruxelles.

PROCÈS-VERBAUX SOMMAIRES.

LUNDI 2 SEPTEMBRE.

Séance d'ouverture.

Présidence de M. le professeur GARIEL, rapporteur général des Congrès de 1889, délégué par M. le Ministre du commerce, de l'industrie et des colonies.

M. le docteur David, président du Comité d'organisation, ouvre la séance en remerciant les membres du Congrès d'avoir répondu à l'appel de la Commission; il prie M. Gariel de transmettre les remerciements du Comité à l'Administration, qui a bien voulu admettre notre Congrès au nombre de ceux de l'Exposition. Dans un discours très applaudi, il rappelle les titres des dentistes français comme créateurs de l'art dentaire; après avoir fait remarquer les progrès de la génération présente, il exprime entre autres vœux celui de voir l'État réglementer une profession digne à tous égards de la sollicitude du Gouvernement. Le rôle de la Commission devant se terminer dans un instant, M. David décline toute candidature dans la constitution du bureau que le Congrès va être appelé à élire, et le prie de ratifier les choix faits par la Commission dans sa dernière séance.

M. Pourchet, secrétaire général du Comité, fait l'historique des travaux d'organisation et présente les excuses de plusieurs membres empêchés d'assister au Congrès; il termine en exprimant, au nom de ses collègues, la grande satisfaction éprouvée en présence du magnifique résultat obtenu.

M. le président Gariel donne alors lecture de la liste des membres que le Comité d'organisation a désignés pour conduire les travaux et mener à bonne fin une œuvre si bien préparée.

L'assemblée ratifie le bureau choisi et nomme en conséquence,

Président honoraire : M. Lecaudey, M. F. P.

Président du Congrès : M. le docteur Gaillard.

Vice-présidents : MM. Saussine, M. F. P., Poinsot, le docteur Guénard (de Bordeaux), Martin (médecin dentiste à Lyon).

Secrétaire général : M. Pourchet, M. F. P.

Secrétaires : MM. Blocman, M. F. P., Godon.

Trésorier : M. Kühn, M. F. P.

Le bureau ainsi constitué, M. le président Gariel invite MM. les délégués étrangers à venir s'asseoir sur l'estrade près du bureau, et, dans une magnifique allocution, adresse des paroles de bienvenue à tous les adhérents; après avoir fait l'historique de l'organisation de notre Congrès officiel, il donne la parole au président du Congrès.

M. le docteur Gaillard remercie chaudement de l'honneur qui vient de lui être fait par l'assemblée qui l'a nommé président; dans un discours souvent applaudi, il s'attache surtout à montrer l'importance et l'utilité des réunions de ce genre.

MM. les délégués étrangers prennent tour à tour la parole au nom des sociétés qu'ils représentent, pour exprimer leur reconnaissance aux Français qui les ont conviés à une aussi imposante réunion. Ces nombreuses allocutions, toutes empreintes de la plus franche cordialité, se succèdent dans l'ordre suivant :

M. Cunningham (de Cambridge) [Angleterre], au nom de sir John Tomes et des dentistes anglais.

M. le docteur Bogue (de New-York), au nom des États-Unis.

M. Ramm (de Moscou), au nom de la Russie.

M. Heidé, au nom de la Norvège.

M. Etchepareborda (de Buenos-Ayres), au nom de l'Amérique du Sud.

MM. les docteurs Richter (de Breslau) et Arnim Rothman (de Buda-Pesth), au nom des pays de langue allemande.

M. le docteur Redard (de Genève), au nom de la Suisse.

M. de Paepe (de Bruxelles), au nom de la Belgique.

M. Bensow (de Gothembourg), au nom de la Suède.

M. Trallero (de Barcelone), au nom de l'Espagne.

M. le docteur Amoedo (de la Havane) [Cuba], au nom de la Société odontologique de la Havane.

Avant la clôture de la séance, M. Pourchet, secrétaire général, remet à chaque adhérent le programme des travaux du Congrès comprenant des communications orales, des démonstrations pratiques et des fêtes.

PROGRAMME.

L'ordre général des séances est établi de la manière suivante :

1° Les démonstrations pratiques, présentations d'instruments et appareils se feront les mardi, mercredi, jeudi et vendredi matin de 8 h. 1/2 à 11 heures, rue Rochechouart, 57, dans le local de l'École dentaire de Paris.

2° Les communications orales auront lieu l'après-midi de 3 à 6 heures, rue de l'Abbaye, 3, dans le local de l'École dentaire de France, et seront divisées en quatre sections, savoir :

PREMIÈRE SECTION.

Anatomie et physiologie normales et pathologiques.

DEUXIÈME SECTION.

Dentisterie opératoire. — Thérapeutique spéciale et matière médicale.

TROISIÈME SECTION.

Prothèse et orthopédie dentaires.

QUATRIÈME SECTION.

Déontologie et enseignement. — Hygiène dentaire.

Première séance de communications orales, rue de l'Abbaye, 3.

PRÉSIDENCE DE M. LE DOCTEUR GAILLARD.

PREMIÈRE SECTION.

ANATOMIE ET PHYSIOLOGIE NORMALES ET PATHOLOGIQUES.

La séance est ouverte à 3 heures par M. le docteur GAILLARD, qui donne la parole aux auteurs de communications dans l'ordre suivant :

M. le docteur Arnim ROTHMAN (de Buda-Pesth) lit un mémoire ayant pour titre : *Patho-histologie de la pulpe et de la membrane radiculo-dentaire.*

Cette étude très savante est accompagnée de nombreuses coupes microscopiques, fort bien faites et du plus grand intérêt.

L'auteur établit dans son mémoire et par ses préparations une classification dans les affections de la pulpe ainsi qu'il suit :

1° Pulpite aiguë partielle;

2° Pulpite aiguë purulente avec ulcération au sommet de la pulpe;

3° Pulpite aiguë totale;

4° Pulpite chronique totale purulente.

Dans le premier cas, M. Rothman signale la faible étendue de la maladie et constate que le siège de l'affection de la pulpe n'est pas absolument en rapport avec la lésion de la dentine;

Dans le second cas, il y a du pus et une ulcération au sommet de la pulpe;

Dans le troisième cas, ainsi que le titre l'indique, la totalité de la pulpe est prise et les manifestations pathologiques varient suivant la durée de la cause initiale;

Dans le quatrième cas, le pus se forme au centre de l'organe et s'étend vers la périphérie.

Après avoir établi cette division, il conclut ainsi :

Il est très urgent de bien faire le diagnostic dans ces quatre formes d'affections.

Dans la pulpite aiguë partielle, l'inflammation débute sous la couche odontoblastique et ne s'étend que sur un faible rayon; elle est caractérisée par l'infiltration cellulaire et probablement amenée par une influence microbienne;

La pulpite ulcéreuse consiste en un procédé ulcéreux qui détruit les couches odontoblastiques et, selon l'intensité et la durée de l'affection, s'étend plus ou moins profondément dans les couches du tissu de la pulpe; si la maladie dure longtemps, elle devient semblable à la forme ulcéreuse de la pulpite totale;

La pulpite chronique totale purulente débute au centre de la pulpe et s'étend lentement jusqu'à la périphérie.

M. Poinsot (de Paris) présente au Congrès une étude sur des dents diverses, canines, incisives, molaires provenant du cimetière franc d'Hermes (Oise) et prises au hasard. Après avoir examiné chacun de ces organes dans toutes ses parties, l'auteur conclut à la multiplicité des racines chez les anciens Francs.

M. Dubois (de Paris) traite ensuite un sujet dont le titre est: *Les dents des Français.*

Cette communication consiste en une statistique des exemptions dans l'armée par suite des défectuosités de l'appareil dentaire; elle porte sur une période de trente-cinq années.

Dans une deuxième partie de ce travail, l'auteur étudie les résultats de sa statistique, en la répartissant entre les populations du sol français, non seulement actuelles, mais encore remontant jusqu'aux premières races.

La conclusion est que l'origine ethnique est le facteur le plus important parmi les causes prédisposantes de la carie dentaire.

M. le docteur Dunogier (de Bergerac) conteste les origines des différents peuples indiquée par M. Dubois et demande à ce dernier si les pierres druidiques ne sont pas l'œuvre des Kymris; comme elles existent principalement en Bretagne, cela semblerait contredire les théories émises dans cette communication.

M. Dubois répond que les monuments druidiques et mégalithiques sont surtout en pays celtique et non en pays kymrique. En ce qui concerne l'origine ethnique des Français, il ajoute qu'il n'a rien tiré de son propre fond, mais qu'il s'est appuyé sur les ouvrages de Broca et Lagneau.

M. Thuillier (de Rouen) confirme la mauvaise qualité des dents en Normandie, la destruction des dents supérieures existant souvent chez des jeunes filles de quinze à dix-huit ans.

M. Godon (de Paris) fait observer qu'il y a une différence entre le travail de M. Dubois et celui de M. Magitot, publié en 1867, et portant sur une période de douze années (de 1837 à 1849).

M. Dubois fait remarquer que ses renseignements sont très récents et portent sur une époque plus étendue.

M. le docteur Gaillard, examinant en détail la thèse soutenue par M. Dubois, conteste ses conclusions parce que les races sont plus mélangées qu'autrefois, les échanges entre les contrées sont très faciles et le service militaire lui-même; favorise ces mélanges dans une grande proportion, en outre les exemptions pour dentition défectueuse n'existant à vrai dire plus, il en résulte qu'il est très difficile de faire une statistique exacte.

M. Dubois réplique par le maintien de son opinion et la discussion est close.

M. Poinsot (de Paris) lit une communication sur le rôle des micro-organismes dans la pathologie dentaire et buccale.

Ses conclusions sont les suivantes :

Il ne faut employer en thérapeutique dentaire que les produits permettant la conservation des tissus vivants et ôter de la bouche tous les tissus envahis par les microbes pathogènes, ainsi que ceux qui possèdent n'importe quel alcaloïde cadavérique.

Le même auteur donne ensuite lecture de son travail sur *les accidents produits par les dents mortes dans la bouche.*

Conclusions. — « La présence dans la bouche de dents mortes doit toujours être considérée comme devant entraîner un pronostic grave; puis il insiste sur les diathèses en général comme causes déterminantes de retentissement pathologique sur le système dentaire, et appuie sur ce fait qu'en dehors de la carie il peut se produire mortification des organes. Il est important de déterminer la cause de la mortification qui peut provenir de plusieurs sources, causes générales, traumatismes (articulation, évolution de la dent de sagesse), appareil prothétique défectueux, redressement rapide, écartement brusque des dents.

« Les causes traumatiques n'ont généralement pas un retentissement grave; il n'en est pas de même des autres, dans lesquelles les bactéries, des alcaloïdes cadavériques jouent un rôle important par leur diffusion. » M. Poinsot termine sa communication en formulant le vœu que, pour les consultations médicales importantes, il soit demandé au dentiste un état de la bouche et des dents malades afin d'aider au diagnostic et de faciliter le pronostic. Les thérapeutiques générale et spéciale seront ainsi plus conformes aux intérêts des malades et de la science.

M. Poinsot cite à l'appui de sa théorie trois observations personnelles.

M. E. Grosheintz (de Paris) présente un travail intitulé : *La sténographie dentaire*, et consistant en symboles, qu'il désirerait voir devenir internationaux en ce qui concerne la dentisterie.

L'auteur propose de représenter les dents par la première lettre des mots latins qui les désignent, en employant pour les bicuspidées, par exemple, un grand *B* pour la première et un petit *b* pour la deuxième; de même pour les incisives, etc.

Deux traits, l'un horizontal et l'autre oblique en haut ou en bas, serviraient à désigner par l'ouverture de l'angle le côté droit ou gauche et par la position supérieure ou inférieure de la ligne oblique celle des deux mâchoires qui possède la dent ainsi notée. Les dents caduques sont désignées de la même façon avec l'adjonction d'un petit *c* en exposant. Puis, à l'aide des chiffres 1, 2, 3, 4, placés, suivant le cas, après la lettre dénominatrice, on indique le degré de la carie. Les faces atteintes par la carie se désignent également par les lettres *v*, vestibulaire; *l*, linguale; *m*, médiane; *d*, distale; *t*, triturante. Lorsqu'il s'agit d'une racine, la lettre *l* suffit pour l'indiquer; enfin, l'auteur fait suivre cet exposé d'une série d'abréviations pour désigner la maladie, les pansements et les substances employées pour les obturations.

En réponse à ce travail, MM. Dubois (de Paris) et Schwartz (de Nîmes) aimeraient à voir désigner les dents par des chiffres plutôt que par des lettres.

M. Cunningham (de Cambridge) présente un autre mode de notation; il pense que ce n'est pas uniquement pour la pratique du cabinet qu'il faut étudier une sténographie dentaire, mais qu'il faut s'exercer à la clinique, à l'école.

La question paraissant intéressante, et en présence des différents systèmes proposés, M. Trallero (de Barcelone) demande la nomination d'une Commission chargée de faire connaître son avis sur la matière.

La Commission est acceptée, et sont nommés membres : MM. Cunningham, Dubois, Grosheintz, Schwartz et Trallero.

Sur la proposition de M. Godon, une séance est fixée au vendredi 6 septembre, à 3 heures, à l'effet de permettre au Congrès de prendre certaines résolutions qui sembleraient utiles après les travaux.

M. Richard Chauvin donne lecture, au nom de M. Papot et au sien, d'un travail intitulé : *La gingivite. — Essai de classification, thérapeutique rationnelle. — Conséquences pathologiques.* — Les conclusions des auteurs sont les suivantes :

1° L'inflammation de la gencive, sauf dans les cas d'ordres toxiques ou spécifiques, est toujours la conséquence d'une cause traumatique, le tartre étant considéré comme principal facteur, avec une intensité d'autant plus grande que le dépôt est plus abondant et plus rapide.

2° L'apparition des gingivites toxiques et spécifiques peut être provoquée plus tôt et prendre une forme plus grave, grâce à la présence du tartre, et passer ainsi plus facilement d'un état chronique supportable à un état nettement aigu.

3° Les conséquences pathologiques de la gingivite peuvent être de la plus haute gravité pour la santé générale du malade, et quelquefois même amener une terminaison fatale.

4° La thérapeutique sera d'abord chirurgicale et du ressort exclusif du dentiste qui devra avant tout autre traitement faire le minutieux nettoyage des dents; en second lieu on devra, au besoin, employer la thérapeutique destructive (emploi du thermo ou galvano-cautère dans les gingivites fongueuses ou hypertrophiques).

5° La thérapeutique médicale sera toujours antiseptique.

M. Dubois conteste une des conclusions; selon lui, le tartre est souvent même un phénomène secondaire dans la gingivite.

M. Frank (de Vienne) cite un cas dans lequel la gingivite, malgré la présence d'un tartre abondant, était due à une tout autre cause.

M. Hugenschmidt (de Paris) fait part à l'assemblée d'observations d'herpès Zoster ou *zona buccal*, qui consistent en deux cas très consciencieusement étudiés. Après avoir fait un tableau symptomatique, il établit la distinction entre le *zona buccal* et la stomatite aphteuse, la seule affection qui puisse donner lieu à une erreur, puis termine son intéressante communication par les indications en ce qui concerne le traitement qui consiste en applications sur la muqueuse d'un collutoire composé de :

Chlorhydrate de cocaïne	1 gramme.
Chlorhydrate de morphine	1
Borate de soude	5 grammes.
Miel	30

A l'intérieur, l'arséniate de fer et l'antipyrine.

L'ordre du jour n'étant pas épuisé, l'assemblée décide, vu l'heure avancée, de renvoyer la suite au lendemain, et la séance est levée à 7 heures.

MARDI 3 SEPTEMBRE.

Deuxième séance de communications orales, rue de l'Abbaye, 3.

Présidence de M. POINSOT, vice-président.

(Suite de la première section.)

La séance est ouverte à 3 heures.

M. Dubois demande, en réponse à une proposition de faire deux séances séparées, que les communications qui n'ont pu être faites la veille soient renvoyées au lendemain; car, dit-il, avoir une séance de la première section et de la deuxième section, dans deux salles différentes, serait enlever à chacune de son importance.

M. le docteur Gaillard insiste pour les deux séances en même temps, étant donné l'ordre du jour très chargé.

L'assemblée consultée repousse les deux séances simultanées, ainsi que le renvoi au lendemain, et décide de reprendre l'ordre du jour de la veille.

M. le docteur Dunogier (de Bergerac), rappelant la discussion qu'il avait eue le lundi, avec M. Dubois, au sujet des origines ethniques, maintient son affirmation, qu'il y a erreur de la part de M. Dubois.

M. Dubois persiste dans son affirmation.

M. le docteur Iszlaï (de Buda-Pesth) attaque le système de classification donné dans la séance précédente par M. le docteur Arnim Rothman, système qui, selon lui, ne repose pas sur une étude suffisante et rationnelle des bactéries; il pense qu'en matière de classification dans les sciences naturelles, on doit s'en tenir à quelques principes généraux relativement aux antagonismes et aux analogies.

M. le docteur Arnim Rothman réplique en affirmant que toutes les maladies dont il a parlé existent, ont été constatées dans la bouche et que sa classification est très rationnelle. Je regrette, dit-il, que M. Iszlaï n'ait pas examiné attentivement mes préparations microscopiques, car il ne m'aurait pas adressé ces critiques.

M. Poinsot, ayant une communication à faire, cède la présidence à M. le docteur Gaillard.

Le sujet traité par M. Poinsot est intitulé : *De l'influence de la nutrition sur la production et sur la guérison de la carie dentaire.* «Les troubles nutritifs, dit l'auteur, par ralentissement et par exagération de la nutrition, commencent au moment de la conception de l'être et ne se terminent qu'à sa mort. Les dents sont des témoins autrement sérieux, en ce cas, que les ongles et les cheveux. La chronologie du follicule dentaire démontre l'espace étendu de temps pendant lequel les influences bonnes ou mauvaises peuvent avoir leur retentissement sur les dents.

«L'alimentation est donc à soigner pendant la grossesse, tant pour la mère que pour l'enfant; mais pour celui-ci la période de l'allaitement a une importance plus grande encore, et souvent j'ai trouvé dans cette alimentation défectueuse les causes de l'érosion. Les dents une fois évoluées, il faut les conserver par des moyens appropriés; une nutrition exagérée produirait une calcification trop rapide qui se traduirait par une inflammation pléthorique de la gencive et qui se terminerait par la gingivite expulsive de Marchal de Carvi. Dans d'autres cas, c'est l'anémie telle qu'on la rencontre chez la femme fatiguée par ses grossesses successives ou ayant subi des dépressions physiques ou des peines morales prolongées; dans ces cas, l'altération dentaire est fréquente et souvent étendue.

«Les maladies, le surmenage ont le même effet.» Il conclut en faisant ressortir la possibilité, pour le dentiste, de découvrir dans la cavité buccale d'un patient les symptômes de troubles nutritifs généraux et l'obligation de conseiller un traitement médical.

Il formule, en outre, le vœu suivant :

«Qu'il soit demandé pour les consultations médicales importantes, au dentiste, un état de la bouche et des dents des malades, afin de pouvoir mieux préciser le diagnostic et indiquer le pronostic.

M. le docteur Redard (de Genève). Je ne partage pas complètement l'opinion de M. Poinsot quant à la carie dentaire; les deux dentitions ne sont pas assez séparées, il y a rarement érosion dans la première dentition et on n'en peut jamais déterminer bien exactement la cause. Quant à la seconde dentition, je nie complètement l'érosion syphilitique : pour qu'il y ait érosion, il a fallu une maladie aigüe dans la période de développement de l'enfant ou arrêt de développement dans la première jeunesse.

M. Poinsot répond qu'il a toujours constaté la nutrition défectueuse comme cause d'altération et qu'il est heureux de voir le docteur Redard de son avis au sujet de l'origine de l'érosion.

M. Dubois fait remarquer qu'en Angleterre, l'érosion est considérée comme provenant de la syphilis.

M. le docteur Gaillard. En ce qui concerne l'érosion dentaire, je ne puis partager entièrement les affirmations qui viennent d'être émises; je ne vois pas là la caractéristique d'une affection spéciale et déterminée, bien que ces idées aient trouvé des défenseurs : Hutchinson en Angleterre et Parot en France. Magitot, après avoir combattu cette manière de voir, a cru trouver dans l'éclampsie la cause de ces altérations. Pourquoi vouloir rattacher à un état pathologique spécial cette répartition inégale de l'émail sur certaines dents? N'est-ce pas le résultat d'un développement anormal dû à une perturbation des phénomènes normaux de nutrition sous l'influence d'un état pathologique général quelconque, fièvre éruptive ou autre.

En considération de la quantité de communications à l'ordre du jour, M. Dubois renonce à celle qu'il devait faire sur l'*Essai de classification et de terminologie des principales maladies de la bouche et des dents.*

En conséquence, les travaux de la première section se terminent, et M. Poinsot reprend la présidence.

DEUXIÈME SECTION.

DENTISTERIE OPÉRATOIRE, THÉRAPEUTIQUE SPÉCIALE ET MATIÈRE MÉDICALE.

Les communications faisant partie de cette seconde section se font dans l'ordre suivant :

M. le docteur Oscar Amoedo (de la Havane) a envoyé à la Commission un travail intitulé : *Traitement des dents mortes avec obturation immédiate des racines.*

M. le Secrétaire général est prié de donner lecture de la traduction, car M. Amoedo ne connaît pas le français.

Le sujet est divisé ainsi :

1° Traitement de dents permanentes mortes, dont la pulpe a une partie vivante;

2° Dents dont la pulpe est morte depuis quelque temps;

3° Dents mortes avec fistule alvéolaire.

La conclusion de ce mémoire est que le traitement des dents mortes peut se réduire au traitement d'un foyer d'infection; par suite, celui-ci peut se désinfecter en une séance, comme en plusieurs, quelle que soit la dent qu'il s'agisse de traiter.

M. le docteur Parr (de New-York) indique un moyen de désinfecter les canaux à l'aide d'un petit instrument inventé par le docteur George Evans : cet instrument consiste en une partie renflée composée d'une petite boule en cuivre terminée par une partie effilée avec pointe en argent. En chauffant la boule, la chaleur s'irradie vers la pointe et permet de dessécher les canaux radiculaires.

La deuxième communication inscrite est celle de M. Geo Cunningham (de Cambridge) et a pour titre : *De l'obturation immédiate des canaux.*

M. Cunningham, dans un très long travail accompagné de tableaux statistiques, est partisan de l'obturation immédiate des dents à pulpe malade et de celles à pulpe morte, quels qu'aient été les désordres et accidents antérieurs. Il appuie son opinion sur les avantages de ce genre de traitement de statistiques étendues, résultat de longues expériences. Cette méthode lui paraît très avantageuse en ce sens d'abord qu'elle économise considérablement de temps et que les résultats sont excellents.

Il établit trois catégories distinctes dans lesquelles ce moyen lui paraît possible, savoir :

1° Cas dans lesquels la pulpe est enlevée par extirpation ou dévitalisation;

2° Cas dans lesquels une ouverture fistuleuse indique avec certitude la présence d'un abcès à l'apex;

3° Cas dans lesquels la pulpe est morte sans cavité actuelle ou possible, c'est-à-dire dans tous les cas ne rentrant pas dans les deux précédents.

Les conclusions sont les suivantes :

1° Avec la méthode immédiate, peu d'extractions, peu d'insuccès;

2° Peu d'attaques consécutives accompagnées d'enflures et d'abcès aigus, par suite moins de douleur;

3° Il faut moins de temps, une heure au maximum;

4° Il faut néanmoins conduire l'opération avec toutes les précautions antiseptiques.

M. Dubois (de Paris) traite ensuite un sujet dont le titre est : *Traitement des dents à pulpe malade et de celles à pulpe morte.*

Les conclusions de ce travail sont les suivantes :

1° Faire un traitement conservateur ou coiffage de la pulpe dans les cas de faible altération et de dénudation récente;

2° Le traitement destructeur s'impose dans les caries du deuxième degré, et les composés arsenicaux sont les meilleurs agents de dévitalisation de la pulpe; de plus les composés qui diminuent la douleur diminuent aussi l'étendue de la dévitalisation;

3° Le traitement radical exige l'extirpation complète des débris pulpaires suivie de l'obturation parfaite des canaux, en prenant toutes les précautions antiseptiques;

4° Sauf pour la dévitalisation et l'extirpation, les médicaments caustiques et fortement acides doivent être délaissés;

5° Pour le traitement des dents à pulpe morte, il relève essentiellement de l'application de topiques désinfectants et antiseptiques. L'assainissement de la cavité fait triompher de cas très graves et s'obtient surtout par le pansement occlusif;

6° L'obturation précoce est très avantageuse et préférable à l'obturation immédiate aussi bien qu'à l'obturation longtemps différée;

7° La greffe dentaire n'a que quelques indications exceptionnelles.

M. Chauvin pose à ce sujet quelques questions et se déclare partisan de l'obturation provisoire.

M. le docteur Dunogier (de Bergerac) donne lecture d'un mémoire ayant pour titre : *Traitement interne de l'odontalgie.*

Ainsi que le titre l'indique, il montre que l'odontalgie peut être combattue par la médication interne et résume ainsi son opinion : « Certains médicaments exercent sur le trijumeau une action puissante, à tel point que leur effet dans nombre de cas est pour ainsi dire précis, mathématique, amenant l'atténuation ou la cessation dans l'espace de quelques heures de douleurs prolongées et pouvant nécessiter ou l'extraction d'un organe utile ou des opérations très douloureuses ou même inopportunes, telles que le débridement de la pulpe, qui a l'inconvénient de transformer une carie du deuxième degré en carie du troisième degré. » La formule employée est ainsi composée pour une pilule :

Aconitine cristallisée	0mm	25
Gelsemine	1	00
Valérianate de quinine	50	00

Deux ou trois pilules par vingt-quatre heures pour un adulte.

M. Dubois fait observer à ce propos que les dentistes ne doivent faire que du traitement local.

M. Cunningham insiste pour l'obturation immédiate.

M. Poinsot donne lecture d'un exposé sur l'emploi de la cocaïne pure injectée dans le tissu gingival, et se résume en recommandant les deux formules suivantes :

N° 1.

Oléo-naphtine	ãã	0gr	50
Huile d'arachide			
Cocaïne pure		0	05

N° 2.

Huile d'arachide	0gr	66
Oléo-naphtine	0	33
Cocaïne pure	0	05

D'après lui, ces composés diminuent la puissance toxique de l'alcaloïde de la coca en localisant son action. Après de nombreux avantages énumérés, il conclut que les injections de cocaïne pure peuvent être avantageusement employées dans la grande majorité des cas sans dangers réels, à la condition cependant pour l'opérateur de remplir scrupuleusement le mode de faire qu'il vient d'indiquer.

M. Thuillier (de Rouen) recommande une très grande prudence dans l'emploi de cette substance qu'il considère comme dangereuse.

M. le docteur Bleichsteiner (de Graz) lit ensuite un mémoire sur les injections de cocaïne comme moyen d'anesthésie locale.

A son avis, il considère ces injections comme excellentes et d'un grand secours; il emploie et conseille le chlorhydrate de cocaïne en solution dans l'eau hydrargyrisée ainsi préparée.

Il dissout 5 décigrammes de chlorhydrate de cocaïne dans 10 grammes d'un liquide composé de 1 gramme de sublimé corrosif pour 5,000 grammes d'eau distillée.

Ses conclusions sont les suivantes :

1° Le pronostic des injections est très favorable quand elles sont faites dans une gencive hyperémiée et tuméfiée;

2° L'anesthésie dure généralement dix minutes;

3° Les solutions de cocaïne à 5 p. 100 sont suffisantes;

4° En règle générale, il ne faut pas injecter plus de 5 centigrammes de cocaïne en une seule fois. En opérant à une demi-heure d'intervalle, la dose peut être élevée jusqu'à 15 centigrammes;

5° Il faut faire le plus possible de piqûres et faire pénétrer le moins possible de cocaïne par chaque injection;

6° Les injections terminées, il faut procéder de suite à l'extraction;

7° Quand on a plusieurs opérations à faire, il ne faut pas enfoncer l'aiguille au voisinage des plaies produites par les extractions précédentes, pour éviter une trop grande absorption du médicament;

8° Dans le cas de collapsus, position horizontale, alcool, vin, nitrite d'amyle;

9° Dans les attaques d'hystérie, faire une injection de dix gouttes d'une solution à 10 p. 100 d'extrait aqueux d'opium.

M. le docteur Abonyi (de Buda-Pesth) succède à M. Bleichsteiner et fait une communication sur l'éthyle bromhydrique.

Après avoir passé en revue les influences de cet agent sur le cœur en particulier, il conclut que c'est un excellent moyen d'anesthésie, un médicament d'une action sûre et inoffensive. Sa manipulation est facile et son prix très modique.

M. le docteur Iszlaï (de Buda-Pesth) et M. Lehr (d'Haguenau) confirment tous deux les résultats de M. Abonyi.

M. le docteur Frank (de Vienne) donne lecture d'une intéressante note sur la suppression de l'hémorragie consécutive à l'extraction des dents chez les hémophyles. Il recommande dans les cas graves le tamponnement de l'alvéole en appliquant le cofferdam pour maintenir le tampon.

M. Richard-Chauvin, dans un mémoire qu'il présente, intitulé : *Essai sur la cocaïne*, attribue les accidents indéniables de la cocaïne à son instabilité chimique et aux autres alcaloïdes que renferment la plupart des extraits de la coca.

Il conclut principalement qu'il faut employer cet agent avec grande circonspection, malgré tous les moyens de préparation de cet agent.

La suite des communications est reportée au lendemain et la séance est levée à 7 heures.

MERCREDI 4 SEPTEMBRE.

Troisième séance de communications orales, rue de l'Abbaye, 3.

Présidence de M. SAUSSINE, M. F. P., vice-président.

(*Suite de la deuxième section.*)

La séance est ouverte à 3 heures et l'assemblée décide de continuer la discussion des questions en retard.

M. Caracatzanis lit un mémoire intitulé : *Sur le chlorhydrate de cocaine comme anesthésique local.*

Il conclut que c'est un médicament dangereux qu'il a abandonné, après beaucoup d'insuccès, comme anesthésique local.

M. Chauvin attribue les insuccès signalés aux doses employées.

M. Mousis (de Pau) fait remarquer que l'emploi d'une solution phéniquée produit les mêmes effets.

M. V. Guerini (de Naples) fait passer dans l'assemblée des dents obturées à l'aide de morceaux de corail; après avoir expliqué le mode opératoire, il conclut en énumérant les avantages qu'il a rencontrés dans l'emploi de cette substance très résistante et recommande ce procédé.

Plusieurs auteurs de communications cédant leur tour de parole, l'assemblée décide que les mémoires non lus, avec l'assentiment des membres qui auront renoncé vu l'ordre du jour très chargé, seront insérés dans le compte rendu.

M. Heidé (de Paris) expose son système d'obturations à l'aide de fragments d'émail et conclut ainsi :

Par l'incrustation des morceaux d'émail naturel on obtient une reconstitution des dents cariées de manière à tromper l'œil le plus exercé. Au point de vue esthétique comme au point de vue de la durée, cela est supérieur à nombre d'obturations plastiques. La difficulté de les ajuster est aussi grande que la confection d'une aurification difficile, mais vu le bon résultat on surmonte ces obstacles. Dans les bouches où l'érosion a déformé la dent et quand il y a des pertes de substance sur les faces visibles des dents antérieures, leur application est tout indiquée.

M. Lecaudey (de Paris) renonçant à sa communication sur le choix des antiseptiques en chirurgie dentaire, la parole est donnée à M. Poinsot pour faire part à l'assemblée d'une observation sur un cas de paralysie générale avec accidents cérébraux produits par la présence de dents pathologiques dans la bouche.

M. le docteur Dunogier (de Bergerac) fait une communication sur l'anesthésie locale obtenue à l'aide d'injections de cocaine ou du chlorure de méthyle.

Il se déclare très partisan de l'emploi de la cocaïne, mais conseille des précautions, car il reconnaît les dangers de cette substance.

Pour lui la solution aqueuse est toujours le liquide de choix pour administrer la cocaïne. Les règles dans son emploi consistent, selon lui :

1° A s'assurer de l'état du cœur et surtout des antécédents du sujet, de la douleur plus ou moins grande qui suivra l'extraction de la dent, ce qui est assez facile à prévoir par un examen attentif de l'organe;

2° A s'assurer de la bonne qualité de la cocaïne;

3° A faire la solution au moment de l'opération.

Quant au chlorure de méthyle, il s'en sert par la méthode du stipage du docteur Bailly de Chambly et résume ainsi son travail sur cet agent anesthésique : «Le chlorure de méthyle rend de grands services dans la pratique dentaire pour les extractions ordinaires dans les cas où l'on ne peut employer la cocaïne. Le mode d'action est le même que celui des pulvérisations d'éther, mais plus rapide, plus facile à limiter.»

M. Hugenschmidt développe quelques considérations sur l'emploi de la cocaïne et M. Barrié (de Paris) indique ce moyen comme hémostatique.

Au sujet de l'hémostase, M. Dubois réclame la priorité pour l'application du clamps, pour arrêter les hémorragies consécutives à l'extraction des dents.

M. le docteur Redard (de Genève) lit un mémoire sur la carie des troisième et quatrième degrés. Après avoir passé en revue les divers cas qui peuvent se présenter, il préconise l'obturation immédiate comme moyen de traitement en énumérant de nombreux cas de succès, et conclut de la manière suivante :

1° Toute pulpe ou tous débris pulpaires doivent être sauvés;

2° L'usage de l'arsenic doit être proscrit, sauf dans certains cas exceptionnels;

3° Le tire-nerf est un instrument qui doit être employé à tout autre usage que celui de l'extirpation de pulpe;

4° La méthode antiseptique bien comprise est la base du traitement des caries aux troisième et quatrième degrés;

5° Après un temps plus ou moins long, suivant l'âge du malade, on peut obturer avec un métal la dent encapée;

6° Par le traitement antiseptique, le nettoyage des canaux d'une dent atteinte d'une carie au quatrième degré n'est pas de rigueur.

M. le docteur Redard présente également un petit appareil (flacon de densité, appelé le *pyknomètre*) destiné à mesurer rapidement et d'une façon certaine la diminution de volume d'un amalgame dans les vingt-quatre heures.

M. Dubois ne partage pas l'opinion du docteur Redard en ce qui concerne le traitement de la carie dentaire.

M. Caracatzanis trouve au contraire le système très bon, car il s'en est bien trouvé en maintes circonstances; de plus, il a revu à Athènes des dents soignées par M. Redard cinq ans avant; ces dents étaient en parfait état.

M. Chauvin n'a pas grande confiance dans les résultats obtenus.

M. Thuillier ne croit pas possible la conservation de la pulpe en suppuration avec cette méthode.

M. le docteur Gaillard, dans une communication très intéressante, préconise l'utilisation de la force musculaire des muscles de la mâchoire pour la condensation des feuilles métalliques dans l'obturation.

Il fait passer sous les yeux des membres présents des instruments spéciaux qu'il a fait construire pour ce mode d'opération et affirme avoir depuis longtemps obtenu d'excellents résultats par ce procédé.

M. Poinsot vient confirmer l'opinion de M. le docteur Gaillard en indiquant également qu'il a fait sur le modèle de ces condensateurs dont il se sert depuis longtemps des ciseaux à émail qui lui rendent de bons services.

M. Etchepareborda (de Buenos-Ayres) lit ensuite un travail sur l'influence générale du rhumatisme dans les maladies de la bouche.

M. Spaulding présente, au nom du docteur Sachs (de Breslau), deux mâchoires dont les dents représentent toutes les opérations dentaires que le dentiste est appelé à exécuter : obturation, aurification, etc.

M. Eilertsen (de Paris) traite un sujet ayant pour titre : *Étude sur la reconstitution des dents à l'aide de fragments d'émail et de couronnes.*

A son avis, il y a un parti très avantageux à tirer de ces sortes d'obturations qui satisfont l'esthétique aussi bien que les qualités de durée.

M. Schwartz (de Nîmes) indique un traitement des racines par le vide qu'il obtient à l'aide d'un instrument de son invention, plus parfaitement qu'avec une machine pneumatique.

M. Hugenschmidt fait ensuite une intéressante communication sur l'implantation des dents : après avoir passé en revue les procédés opératoires employés et cité bon nombre d'observations, il ajoute que cette opération réussit assez fréquemment lorsque le sujet est de bonne constitution et en parfaite santé.

M. Meng mentionne un succès sur deux implantations qu'il a tentées, l'autre dent ayant duré deux ans.

M. Cunningham trouve que l'opération n'est pas pratique.

Les travaux de la deuxième section sont terminés à 5 heures.

TROISIÈME SECTION.

PROTHÈSE ET ORTHOPÉDIE DENTAIRES.

La séance est ouverte à nouveau par M. Saussine, qui demande à l'assemblée de vouloir bien entendre avant leur tour MM. Brugger et Preterre, qui ont tous deux des malades à montrer. L'assemblée donne son assentiment.

M. Brugger (de Kreutzlingen) présente un sujet atteint d'une vaste perforation de la voûte palatine à laquelle il a remédié par la pose d'un obturateur très ingénieux qui rend au sujet la parole et lui permet même de chanter.

Cette démonstration terminée, M. Preterre (de Paris) traite des divisions du voile du palais et fait la démonstration de nombreux appareils construits par lui pour y remédier. Sa communication a pour but d'établir des rapports entre les restaurations chirurgicales et les restaurations prothétiques du voile du palais.

L'ordre du jour est rétabli et M. Caracatzanis (d'Athènes) communique une note sur les perforations de la voûte palatine.

M. Bensow (de Gothembourg) [Suède] indique un moyen très commode de rendre plus naturel l'aspect des fausses dents en permettant de faire des obturations et des aurifications sur les dents minérales employées pour les pièces prothétiques.

La séance est levée à 7 heures et la suite des communications renvoyée au lendemain.

JEUDI 5 SEPTEMBRE.

Quatrième séance des communications orales.

Présidence du docteur GAILLARD.

(*Suite de la troisième section.*)

La séance est ouverte à 3 heures.

M. Pourchet, secrétaire général, donne lecture d'une lettre signée des cinq représentants de la Société odontologique de Belgique et protestant contre un article d'un journal belge constituant une réclame en faveur de M. Kœnaart se disant membre de ladite société et laissant croire qu'il est chargé de parler en son nom.

Après une réponse de M. Koenaart, M. Delapierre (de Bruxelles), l'un des signataires de la protestation, réplique qu'il ne s'oppose nullement à la lecture de la communication de M. Kœnaart, mais qu'il entend seulement bien établir que M. Kœnaart ne saurait parler au nom de la Société odontologique de Belgique.

L'incident étant clos, M. Koenaart lit son mémoire sur le travail à pont et fait la démonstration d'appareils qu'il présente.

M. le docteur Franck (de Vienne) donne lecture d'une communication intitulée : *Présentation d'un appareil pour élargir l'arcade dentaire.* Cette description est accompagnée de l'appareil, composé de deux plaques de vulcanite s'adaptant l'une sur l'autre, et permettant par une combinaison spéciale d'élargir l'arcade dentaire dans les cas où cela est nécessaire pour le redressement des dents.

Après avoir énuméré les causes des irrégularités des dents, la discussion s'engage :

M. Poinsot. L'appareil semble des plus ingénieux : Lorsque des arcades dentaires sont irrégulières, il y a des causes étrangères à notre art spécial ; il n'est donc pas mauvais de montrer notre bouche à un spécialiste afin que la cause soit attaquée par lui en même temps que par nos procédés.

M. Preterre. Comment vous opposez-vous à la rétraction quand vous avez obtenu la dilatation?

M. le docteur Franck. En faisant porter un appareil pendant quelques semaines; maintenant je dis que mon appareil est utile dans quelques cas.

M. le docteur Gaillard. Pour l'auteur, toutes les anomalies proviennent de l'atrésie de la mâchoire, tandis que, en majeure partie, elles ont d'autres causes.

M. le docteur Dunogier renonce à la communication qu'il devait faire sur les redressements.

M. Michaels (de Paris) donne lecture d'un mémoire ayant pour titre : *Nouveau moyen de faire des pièces en métal sans estampage*, avec démonstration *à* l'appui.

L'avantage de ce procédé consiste à pouvoir opérer immédiatement sur le premier modèle en plâtre en supprimant la nécessité des différents moulages (plâtre, zinc et plomb) ainsi que l'estampage, d'où il résulte une économie considérable de combustible, de peine et de temps. La modification complète de la façon d'opérer pour arriver à ce résultat est toute dans la préparation préalable des plaques métalliques (or, argent, platine). Cette préparation consiste à faire au moyen d'une matrice spéciale, sur une des surfaces d'une plaque métallique, des impressions profondes qui coupent la surface en forme gaufrée, quadrillée, régulièrement sur toute sa superficie. Les sillons de ce gaufrage doivent pénétrer de 0 m. 009 à 0 m. 010 l'épaisseur de la plaque, de façon à détruire complètement l'élasticité du métal. Ces dépressions d'une profondeur donnée fournissent une surface en relief d'aspect de petits carrés, pyramidaux, côte à côte, de 0 m. 001.

Ces plaques ainsi préparées ont la propriété d'être non élastiques (inertes pour ainsi dire), malaxables et ductiles; elles sont susceptibles de recevoir et de conserver toute impression, de s'appliquer aux surfaces accidentées ou irrégulières, quelles qu'elles soient, et d'en conserver la forme. La forme désirée obtenue, on coule sur la surface quadrillée de la soudure du métal employé, qui comble les vides dans les sillons et donne à la plaque, avec une épaisseur égale, la rigidité nécessaire au but qu'on se propose.

Les plaques, débitées d'après une patterne de plomb, s'appliquent sur le modèle en plâtre et par la pression des doigts elles s'adaptent à la forme du modèle, sans résistance; *on peut se servir dans les coins de petites pointes en bois*, et en quelques minutes on arrive à construire une plaque métallique s'adaptant au modèle comme si l'on avait procédé à l'estampage par les procédés ordinaires.

DISCUSSION.

M. le docteur Marchandé (de Paris). Ce procédé ne présente rien de nouveau, c'est simplement un progrès dans l'exécution rapide du travail; tout en pouvant rendre de grands services, je ne crois pas qu'il puisse remplacer l'appareil en caoutchouc.

M. Schwartz. Pourra-t-il détrôner la pièce en or? Durera-t-il aussi longtemps? Je ne le crois pas.

M. Michaels. Les sillons sont profonds et le métal qui y est coulé forme une masse épaisse; j'en fais usage depuis quatre à cinq mois et je m'en trouve bien.

M. Pradère (de Lyon) présente un mémoire sur le caoutchouc durci et ses effets désastreux; il joint des échantillons d'un caoutchouc qu'il est parvenu, prétend-il, à rendre antiseptique.

Après une discussion sur l'acceptation ou le refus de cette présentation qui soulève d'unanimes protestations, il est décidé cependant que cette communication sera insérée quand même au volume des comptes rendus, les opinions de chacun pouvant se faire après lecture.

M. Bonwill (de Philadelphie) présente et donne la description d'un articulateur qu'il a été amené à construire en mesurant la mâchoire humaine; par cette opération, il a constaté que l'espace entre les deux condyles du maxillaire et la jonction des incisives du bas forme un triangle équilatéral de o m. 10 de côté.

Cet appareil, à son avis, répond à toutes les articulations possibles et l'articulation se prend avec de la cire comme dans les cas ordinaires.

MM. les docteurs Bogue et Davenport constatent l'adaptabilité de cet appareil à tous les cas et en apprécient tous les avantages.

M. Guerini (de Naples) présente un nouveau système d'obturateur du voile du palais, pouvant être fait en or ou en caoutchouc et ayant la flexibilité naturelle que n'ont pas les autres.

M. Preterre trouve cet obturateur compliqué et déclare avoir eu d'excellents résultats avec un obturateur plus simple.

L'ordre du jour est modifié sur la demande du président en faveur de M. le docteur Dabin qui a tenu à faire suivre d'une démonstration sur un patient sa communication sur l'anesthésie obtenue à l'aide d'un mélange de protoxyde d'azote et de chloroforme.

Cette intéressante communication terminée, l'ordre du jour est repris.

M. le docteur Franck (de Vienne) présente une pince très ingénieuse, pour découronner les dents : cet instrument est fondé sur le principe du levier double; il coupe où on l'applique, n'exige qu'une petite quantité de force et ne fait jamais éclater la racine. Le découronnement ne cause aucune douleur.

M. Schwartz demande qu'il soit reconnu par le Congrès que ce sont MM. Ninck et Winderling qui ont été les premiers à appliquer le caoutchouc aux appareils dentaires, brevetés en 1855 et 1857.

M. Barrié (de Paris), dans une étude sur le travail à pont, montre les bons résultats que l'on peut obtenir avec le procédé qu'il indique comme le plus simple de tous.

M. Poinsot présente au nom de M. Feuvrier (de Soissons) des appareils prothétiques en platine et *continuous-gumm*; l'une de ces pièces est montée avec des dents naturelles.

Les travaux de la troisième section sont terminés.

QUATRIÈME SECTION.

DÉONTOLOGIE ET ENSEIGNEMENT. — HYGIÈNE DENTAIRE.

M. Cunningham (de Cambridge) traite de l'éducation dentaire et fait suivre sa communication d'une lettre de sir John Tomes dont il partage les idées en ce sens que les connaissances exigées pour faire un dentiste sont tout aussi importantes que celles du médecin; il faut seulement établir une légère différence dans les matières exigées, une éducation et des épreuves mieux adaptées aux besoins du dentiste et se distinguant par là de celles nécessaires au chirurgien, qui se livre à la pratique générale de l'art.

M. Godon (de Paris) lit un mémoire sur l'enseignement de l'art dentaire. Les conclusions ont certains points communs avec celles des précédents auteurs et sont ainsi résumées :

1° L'école professionnelle constitue actuellement le meilleur procédé d'enseignement de notre art;

2° Le stage chez le praticien est insuffisant et ne doit être qu'une préparation à l'entrée dans une école;

3° L'école dentaire doit, dans sa constitution et son programme, s'inspirer des principes suivants :

Le dentiste doit posséder : 1° une instruction préliminaire et des aptitudes spéciales; 2° une instruction professionnelle faite d'après un programme d'enseignement spécial à cette carrière.

Le minimum des études devrait être de trois ans et le titre conféré devrait être le même pour toutes les écoles.

M. le docteur Marchandé, en réponse à cette communication, réclame la sanction de l'État pour le grade de dentiste.

M. Dubois estime que l'enseignement sera mieux donné par les écoles professionnelles libres.

M. du Bouchet (de Paris) pense que trois années de stage chez un dentiste sont nécessaires.

M. Cunningham recommande une combinaison du système anglais et du système américain.

M. Godon examine les systèmes en présence et voudrait voir l'assemblée formuler un vœu le lendemain sur cette question.

M. Schwartz trouve excessif qu'on oblige le dentiste à être reçu médecin.

INCIDENT.

M. Guerini demande pourquoi son nom ne figure pas au programme des travaux du Congrès, quoiqu'il ait envoyé ses deux communications à M. Dubois.

M. Pourchet, secrétaire général, décline toute responsabilité dans cette omission, attendu qu'il n'a pas été informé par M. Guerini de son intention de faire des communications; qu'ensuite ces communications, envoyées à M. Dubois contrairement au règlement, ne lui ont pas été remises.

M. Dubois répond qu'en effet il a reçu deux mémoires dont l'un a été remis à M. Saussine. L'incident est clos.

M. le docteur Dunogier renonce à sa communication sur la déontologie.

M. Dubois renonce également à son travail sur le service dentaire dans l'armée.

M. Cunningham demande la remise au lendemain de sa communication sur *l'art dentaire dans ses relations avec l'État.*

Avant la clôture de la séance, M. Godon dépose un vœu tendant à ce que le Congrès décide que, dans des circonstances semblables à celles qui ont amené la réunion de 1889, il est avantageux de provoquer un Congrès dentaire international et que le soin de l'organiser soit laissé aux sociétés odontologiques qui choisiront le lieu et l'époque.

La séance est levée à 7 heures.

VENDREDI 6 SEPTEMBRE.

Cinquième séance de communications orales, rue de l'Abbaye, 3.

Présidence du docteur GAILLARD, puis de M. POINSOT, vice-président.

La séance est ouverte à 3 heures.

M. Chauvin fournit quelques explications sur une implantation avec scellement d'une couronne hors d'usage qu'il a pratiquée le matin, rue Rochechouart, 57, dans le cours des démonstrations pratiques.

M. Trouvé (de Paris) présente un moteur électrique destiné à actionner le tour à fraiser.

M. Poinsot, vice-président, remplace M. Gaillard à la présidence et donne la parole à M. Saxton qui, au nom de MM. Burroughs et Welcome (de Londres), présente des tablettes médicamenteuses offrant l'avantage du dosage exact au moment de l'emploi, principalement en ce qui concerne le chlorhydrate de cocaïne dont la solution se fait par ce moyen avec une grande facilité.

M. Dubois rend compte de la résolution adoptée par la Commission de la sténographie dentaire : à savoir de désigner les dents supérieures et inférieures par des chiffres à partir de la ligne médiane, de 1 à 15, à gauche, de 2 à 16, à droite, et de les localiser par des initiales.

Ce mode de notation est adopté.

M. le docteur Gaillard fait une communication sur le redressement des dents.

Après avoir examiné toutes les causes d'irrégularités dans la position des dents et les différents cas qui peuvent se présenter, il donne la description de l'appareil qu'il construit depuis longtemps et dont il s'est toujours très bien trouvé.

M. le docteur Harlan (de Chicago) montre, dans une note intitulée : *Diffusibilité des médicaments dans la dentine vivante ou morte*, les excellents effets des médicaments volatils dans la thérapeutique dentaire. Il résume ainsi l'ensemble de sa communication :

Les substances qui coagulent l'albumine ne sont pas diffusibles (expansibles).

Les corps non coagulateurs sont diffusibles.

Des expériences sont citées à l'appui de cette thèse.

En l'absence du docteur Ottofy (de Chicago), il est donné lecture des conclusions de son travail intitulé : *De la gutta-percha pour obturer les canaux radiculaires.*

Il se résume ainsi :

La gutta-percha est la meilleure matière d'obturation des canaux radiculaires, elle est celle qui s'adapte le plus parfaitement aux parois des canaux, elle est introduite aisément, reste indestructible et parfaitement tolérée par les tissus vivants. Sa rétraction est sans conséquence et elle peut être introduite dans les canaux les plus fins et les plus tortueux.

M. Blocman (de Paris) dépose, au nom de M. Rosenthal (de Liège), un vœu en faveur de la nomination d'une commission pour examiner toutes les communications et accorder un prix à la plus importante.

Ce vœu est repoussé.

M. Godon demande la discussion de la proposition qu'il a faite la veille au sujet du prochain congrès qui pourrait avoir lieu.

M. Saussine trouve inutile de s'occuper d'un autre congrès dentaire à l'approche du Congrès des sciences médicales qui doit se réunir en 1890 à Berlin.

M. le docteur Gaillard est d'avis de ne pas se séparer des congrès médicaux.

M. Dubrac est du même avis.

M. Dubois défend l'idée de M. Godon et ajoute qu'en présence de la réussite complète du présent Congrès, il ne faut pas fermer la porte derrière soi. En repoussant le vœu, on semblera dire que le Congrès de Paris a été une erreur.

M. Chauvin pense qu'il ne faut pas rester à la remorque des congrès médicaux.

M. Cunningham trouve préférable une section dentaire dans un congrès médical et invoque à l'appui de cette idée l'autorité de sir John Tomes, qui partage entièrement cette manière de voir, ainsi qu'il l'a écrit dans sa lettre lue à la séance d'ouverture du Congrès.

M. Dubois affirme que le vœu formulé par M. Godon est un ordre du jour de conciliation.

M. Saussine désire qu'on laisse à plus tard le soin de décider un Congrès.

M. le docteur Gaillard maintient qu'il est dans l'intérêt de la profession de suivre les congrès médicaux.

M. Godon, avant le vote, fait remarquer que son vœu touche seulement à la question de principe.

La proposition de M. Godon, mise aux voix, est adoptée.

M. Harlan donne lecture de deux lettres du maire et des Sociétés dentaires de Chicago, proposant de tenir le prochain Congrès dentaire dans cette ville en 1892.

M. Dubois ne pense pas que l'assemblée puisse prendre cette décision et ajoute que la conclusion du Congrès de Paris doit être la publication des communications et des démonstrations.

MM. Penfold et Cunningham proposent qu'il soit voté des remerciements en faveur du bureau du Congrès. Après l'adoption de cette proposition, M. le docteur Gaillard, reprenant la présidence, adresse des remerciements à tous les congressistes et lève la dernière séance à 6 heures 1/2.

Les communications arrivées après la clôture du Congrès et n'ayant pu être lues sont les suivantes :

M. Johnson (de Chicago). De l'éducation dentaire.

M. Ottofy (Louis) [de Chicago]. 1° L'art dentaire aux États-Unis; 2° emploi de la gutta-percha dans l'obturation des canaux radiculaires.

M. Déprez (de Moscou). Restaurations buccales avec photographies des appareils.

Ces travaux seront publiés dans le compte rendu détaillé.

DÉMONSTRATIONS PRATIQUES[1].

Rue Rochechouart, 57.

L'ordre du jour de ces séances est établi de la manière suivante :

Mardi 3 septembre. — Démonstrations d'anesthésie générale et d'anesthésie locale.

Mercredi 4 septembre. — Différents modes d'aurifications : or mou, or adhésif, or cristallisé.

Jeudi 5 septembre. — Prothèse dentaire et appareils divers.

Vendredi 6 septembre. — Micrographie.

Samedi 7 septembre. — Visite à l'Exposition; présentation de restaurations faciales par M. Martin (de Lyon).

Cet ordre du jour n'ayant pu être rigoureusement suivi, vu l'abondance des présentations, opérations ou démonstrations, nous établirons une division pour en donner le compte rendu.

Deux catégories doivent être faites, savoir :

La première comprendra les opérations pratiquées par des confrères ainsi que les démonstrations des appareils qu'ils ont présentés;

La deuxième comprendra la description des instruments et appareils professionnels exposés par les principaux fabricants français et étrangers.

Les confrères qui ont honoré le Congrès de leurs expériences sont, par ordre alphabétique :

MM. le docteur Aubeau, le docteur Bleichsteiner, Bonwill, Brunton, Campbell, Caush, Chauvin, Coxon, Cunningham, Franck, Gartrell, Kühn, Lennox, Lewet, Loup, Michaels, Poinsot, Rauhe, le docteur Redart, Ronnet, Schwartz et Telschow.

TITRES OU DESCRIPTIONS DES OPÉRATIONS OU PRÉSENTATIONS.

M. le docteur Aubeau (de Paris) fait des démonstrations d'anesthésie générale à l'aide du chloroforme sur une femme d'une trentaine d'années et assez réfractaire.

M. le docteur Bleichsteiner fait des expériences d'anesthésie locale à l'aide de la solution de cocaïne et sublimé corrosif selon la formule indiquée dans

[1] *Plusieurs auteurs de démonstrations pratiques n'ayant pas remis leurs manuscrits au secrétariat général ne peuvent figurer que par leur nom et les titres de leurs démonstrations dans ce compte rendu sommaire. Dans leur intérêt et dans celui du compte rendu détaillé, ils sont priés de réparer cette omission le plus tôt possible.*

sa communication, rue de l'Abbaye. Il se sert pour cela de la seringue qu'il a fait construire à cet effet.

M. Bonwill (de Philadelphie) fait une très vaste aurification à l'or mou sur un jeune homme d'environ vingt-cinq ans à l'aide d'instruments spéciaux, fouloirs ovales à pointes douces et maillets électriques. L'aurification se termine le lendemain par le polissage.

M. Brunton (de Leeds) est inscrit pour indications sur la position du patient pendant l'anesthésie générale.

M. Campbell (de Londres) présente un chalumeau à gaz très commode et très puissant comme chaleur développée; de même il est inscrit pour faire la description d'un tour de cabinet horizontal.

M. Caush (de Brighton) fait des démonstrations de micrographie, présente des préparations de dents pour le microscope et des photo-micrographies obtenues à l'aide d'un procédé dont il est l'auteur.

M. Chauvin (de Paris) pratique deux opérations :

La première consiste en une reconstitution à l'or mou d'une portion très importante de petite molaire. M. le docteur Gaillard profite de ce travail pour montrer que les condensateurs qu'il a imaginés ont une force bien supérieure aux instruments servant habituellement à ces sortes d'opérations;

La deuxième consiste dans l implantation d'une canine du bas sur une femme de vingt-cinq ans sans placer d'appareil contentif.

M. Coxon (de Wisbeck) est inscrit pour la présentation d'un nouvel appareil à protoxyde d'azote.

M. Geo Cunningham (de Cambridge) présente : 1° des figures indiquant les différents procédés de couronnes et de travail à pont; 2° des préparations microscopiques de section : séries de maxillaires de jeunes chats, section de follicules dentaires.

M. Franck (de Vienne) fait des essais de la pince coupante qu'il a décrite dans les séances de communications orales.

M. Gartrell présente un appareil prothétique dont voici la description :

Pièce du haut en caoutchouc; une arcade en métal au 12 de la filière environ, sur 4 à 5 millimètres de largeur, est placée sur champ et soudée à deux pivots rentrant dans les racines des deux canines qui supportent tout l'appareil qui reste à demeure. Sur cette arcade vient se placer la pièce en caoutchouc dans laquelle est réservé un sillon, sorte de mortaise où vient se loger l'arcade métallique. Par ce moyen la pièce tient bien en place, se retire facilement et surtout n'embarrasse pas le palais, car elle peut être très étroite comme un simple bandeau.

M. Kühn (de Paris) fait une démonstration de l'application de l'air comprimé et de l'électricité aux instruments de l'art dentaire.

L'ensemble du système qui sert à mettre en mouvement et à actionner la main portant les fraises et autres instruments s'y adaptant se compose :

1° D'un moteur Popp à air comprimé distribué par la Compagnie dans des tuyaux;

2° D'un câble et main n° 7 de S. S. White, supportés par une potence d'un mètre environ, à l'extrémité opposée de laquelle sont placées deux petites poulies en ébonite sur lesquelles passe le câble de transmission;

3° D'un système de déclenchement permettant d'arrêter avec le pied ou renverser la marche du tour instantanément.

La vitesse du mouvement est réglée par un robinet à portée de la main.

L'air comprimé peut être distribué aux instruments suivants :

1° Thermo-électro-injecteur Brasseur;

2° Cautère Paquelin modifié à cet effet par M. Bidaud;

3° Nouveau thermo-injecteur Francis-Jean.

A la portée de cette distribution d'air comprimé, plusieurs réophores fournissent l'électricité nécessaire à rougir le fil de platine de petits cautères.

M. Lennox (de Cambridge) est inscrit pour présenter un tour de cabinet à air comprimé; M. Levet (de Paris), pour des démonstrations d'aurification et présentation de matrices en maillechort.

M. Loup (de Paris) décrit sur échantillon une fontaine-pompe à salive.

M. Michaels (de Paris), après avoir fait une petite dissertation sur les principes mécaniques de l'obturation et l'action dynamique de la condensation avec l'exposé des différents procédés, explique la valeur comparative des forces employées par la puissance musculaire avec les fouloirs à main, par les brunissoirs rotatifs, les pinces à pression ainsi que les instruments du docteur Gaillard.

Il exécute ensuite une aurification sur une première molaire inférieure droite en appliquant un instrument de son invention destiné à protéger le travail contre l'envahissement de la salive. Ce petit appareil, construit en fil d'acier, a une certaine élasticité; il a la forme d'un V fortement ouvert, recourbé à ses deux extrémités, qui sont effilées en aiguilles et peuvent pénétrer dans des petits cylindres de coton. Cet appareil une fois placé, M. Michaels enduit toutes les dents voisines de celle à aurifier d'une couche de colophane en poudre, ce qui permet de faire l'aurification sans être gêné par la salive.

M. Michaels présente également un autre instrument destiné à supprimer la fatigue et la crampe des doigts, tout en donnant une force bien supérieure à celle qui peut être fournie par la seule pression des doigts.

M. Poinsot (de Paris) pratique une opération à l'aide d'un davier à mors parallèles avec serrage instantané, davier qu'il présente au Congrès.

M. Rauhe (de Dusseldorf) fait des expériences d'aurification à l'aide d'un petit maillet pneumatique dont il fait en même temps la description.

M. le docteur Redard (de Genève) soumet ce qui suit à l'assemblée :

1° L'appareil de M. Chardin, ingénieur électricien; cet appareil, par son peu de volume et la constance de son bon fonctionnement, présente des avantages sérieux; il consiste en une boîte renfermant un galvano-cautère, une pile de seize éléments pour le courant continu et un appareil d'induction;

2° Soixante-deux plaques de caoutchouc vulcanisé à la suite d'expériences faites dans de la glycérine sans pression.

Ses conclusions sont les suivantes pour cette seconde présentation.

Avantages.

(*a*) Absence complète de danger.
(*b*) Simplicité de l'appareil.

Désavantages.

(*a*) Longue durée de la vulcanisation (trois heures).
(*b*) Dégagement de vapeurs désagréables.
(*c*) Dureté du plâtre après l'opération.
(*d*) Prix élevé de la glycérine.

3° M. Redard présente plusieurs dentiers avec de l'émail appliqué sur de la gencive en caoutchouc résultant d'expériences faites par M. Kursteiner (de Genève). Cette présentation est faite dans le but de priorité;

4° Du chlorure d'éthyle qu'il emploie avec succès comme anesthésique local à l'aide d'un tampon de coton ou du pulvérisateur de Richardson en prenant certaines précautions pour les parties voisines;

5° Une pince alvéolaire pour racines de la mâchoire inférieure.

M. Ronnet (de Paris) fait des injections de chlorhydrate de cocaïne pour l'extraction de dents chez une jeune fille.

M. Schwartz (de Nîmes) présente au Congrès :

1° Un étau à moufles destiné à maintenir les moufles au moment du foulage du caoutchouc; la disposition de cet appareil permet de placer les moufles dans toutes les positions tout en laissant les deux mains libres;

2° Une clef-davier à serrement parallèle et à point d'arrêt conçu par M. Schwartz père et modifié par le présentateur qui en a fait un davier;

3° Un dessin montrant la disposition d'un extincteur automatique à heure fixe pour le gaz; cet appareil, employé concurremment avec le manomètre Gartrell, a l'avantage de supprimer le contrôle pendant la vulcanisation ainsi que l'extinction du gaz au moment voulu;

4° Une disposition de plâtre dans les moufles pour remonter les pièces et dentiers sans les refaire en cire.

M. le docteur Telschow (de Berlin) présente :

1° Une fraiseuse dentaire mue par l'air comprimé;

2° Un gazomètre perfectionné à balancement intérieur de la cloche et muni d'une nouvelle embouchure permettant de réaliser une notable économie de gaz.

Le samedi, avant de clôturer définitivement le Congrès, une visite est organisée à l'Exposition, classe XIV, où se trouvent, avec les appareils de chirurgie, les vitrines de MM. les dentistes.

M. Martin, médecin dentiste à Lyon, donne des explications sur les appareils qu'il a exposés et consistant en restaurations de la face au moyen de la prothèse immédiate. Ces restaurations sont appliquées aux maxillaires, aux lèvres, au nez, à la langue, à la voûte et au voile du palais.

EXPOSITION D'APPAREILS

ET INSTRUMENTS PROFESSIONNELS NOUVEAUX

PAR LES PRINCIPAUX FABRICANTS FRANÇAIS ET ÉTRANGERS.

Presque toutes les maisons de fournitures pour dentistes prennent part à cette exposition qui est assez considérable et montre les progrès effectués comme mécanique et produits; nous citerons la maison Ash et fils, de Londres; M. Bergstrom, constructeur, à Paris; la maison Burroughs et Welcome, de Londres; MM. Chardin, ingénieur électricien, à Paris; Heymen-Billard, fournisseur pour dentistes, à Paris; Simon, également fournisseur, à Paris, et la maison S. S. White, de Philadelphie.

Les présentations, accompagnées d'un manuscrit donnant la description des appareils, sont les suivantes :

M. Bergstrom (de Paris) présente au Congrès :

1° Un nouveau tour dentaire à mouvement continu marchant environ cinq minutes sans qu'il soit nécessaire de s'en occuper; l'impulsion est donnée par un ou deux coups sur la pédale. Ce tour se démonte, est d'une grande légèreté et peut se mettre dans une boîte de 0 m. 26 sur 0 m. 08 pour le voyage,

2° Un injecteur à air chaud donnant de la chaleur pendant cinq minutes et accompagné d'un petit thermomètre permettant de se rendre compte de la température de l'air injecté.

La maison Burroughs, Welcome et Cie (de Londres) expose :

1° Des dents minérales du « Wilmington dental manufacturing » de Philadelphie;

2° Une pochette hypodermique complète avec les tabloïdes solubles de cocaïne, morphine, atropine, etc., accompagnant une seringue hypodermique et un mortier pour pulvériser les tabloïdes.

Les avantages annoncés de cette pochette consistent dans la pureté et exactitude du dosage, la solubilité facile et entière, la conservation complète de la drogue dans quelque climat que ce soit, l'action sûre et rapide;

3° Divers produits tels que le coton absorbant de Lawton, la charpie de la fibre de papier, de l'huile pure d'*eucalyptus globulus*, etc.

M. Chardin (de Paris) présente des appareils électriques décrits d'autre part (communication clinique du docteur Redard).

M. Simon expose du silex-émail inaltérable composé de seize nuances;

L'amalgame Victa qui ne s'oxyde jamais au dire du présentateur, etc.

La maison White (de Philadelphie) présente des couronnes en porcelaine et or pour le travail à pont (Bridge-Worth), ainsi que pièces à capsules et instruments pour fixer ces couronnes.

M. Wirth (de Paris) présente et fait la démonstration d'un nouvel appareil à mouler et vulcaniser le caoutchouc ainsi qu'à presser le celluloïd.

Les avantages indiqués par le présentateur sont les suivants :

La vulcanisation se faisant dans la vapeur sèche, les pièces dentaires sont la reproduction exacte de la pièce en cire.

Au sortir du moufle, le caoutchouc possède son maximum de beauté et de solidité; il est susceptible d'un très beau poli; les dents conservent leurs nuances naturelles.

Enfin, pouvant servir pour le celluloïd, il évite double machine.

FÊTES.

Ainsi que le programme l'indiquait, plusieurs fêtes ont été données en l'honneur des membres du Congrès. Disons-le de suite, la réussite a été absolument complète et chacun en conservera, nous en sommes certain, le plus agréable souvenir.

Le premier jour, 2 septembre, le directeur de l'École dentaire de France, le conseil d'administration et le corps enseignant inauguraient la série, 3, rue de l'Abbaye, par un punch.

Le surlendemain, 4 septembre, le directeur de l'École dentaire de Paris, le conseil d'administration et le corps enseignant recevaient les congressistes.

A chacune de ces réunions fort nombreuses, les toasts les plus chaleureux y furent portés à la France et à l'art dentaire par tous les délégués étrangers qui répondaient aux remerciements de leurs confrères de France.

Le vendredi 6, le Congrès clôturait ses travaux par un grand banquet dans les salons du restaurant Lemardelay. Deux cents convives, cent Français et cent étrangers, se trouvaient réunis dans cette magnifique agape confraternelle.

M. le professeur Gariel présidait, ayant à sa droite MM. le docteur Gaillard, président du Congrès; Pourchet, secrétaire général; les docteurs Bogue (de New-York) et Harlan (de Chicago); le docteur Marchandé, président de la Société odontologique de France; à sa gauche, MM. Lecaudey, président honoraire; Saussine et Poinsot, vice-présidents du Congrès, et M. Dubois, président de la Société d'odontologie de Paris.

De chaque côté des présidents des deux sociétés odontologiques françaises avaient pris place MM. les délégués de tous les pays représentés au Congrès.

Au dessert, M. le président Gariel lève son verre, prononce un discours fort applaudi et ouvre la série des toasts qui se continuent dans l'ordre suivant :

M. le docteur Gaillard, président, au nom du Congrès;

M. le docteur Marchandé, au nom de la Société odontologique de France;

M. Dubois, au nom de la Société d'odontologie de Paris;

M. Harlan, au nom des États-Unis;

M. Cunningham, au nom de l'Angleterre;

M. le docteur Redard, au nom de la Suisse.

Puis chacun des délégués étrangers prend tour à tour la parole pour remercier les Français, au nom des sociétés qu'ils représentent et au nom de leur pays, de l'excellent accueil qu'ils ont reçu.

Avant de terminer, il est remis à chaque membre une médaille commémorative du Congrès par le Secrétaire général au nom du comité d'organisation.

Le samedi 6, au retour de la visite à l'Exposition, MM. Lecaudey, président honoraire, et le docteur Gaillard, président, invitaient au restaurant Ledoyen M. le professeur Gariel, tous les membres du bureau, la commission d'organisation, ainsi que les délégués officiels.

Après un déjeuner dont nous ne saurions trop faire l'éloge, chacun se sépara emportant la plus belle impression et le meilleur souvenir des premières assises de l'art dentaire en France.

L. POURCHET, M. F. P.

www.ingramcontent.com/pod-product-compliance
Lightning Source LLC
LaVergne TN
LVHW050502160826
845677LV00003B/887

* 9 7 8 2 3 2 9 6 6 3 7 2 2 *